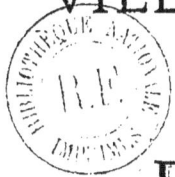
DÉPARTEMENT		ARRONDISSEMENT
DE	RÉPUBLIQUE FRANÇAISE	DE
MEURTHE-&-MOSELLE		LUNÉVILLE

VILLE DE LUNÉVILLE

RÈGLEMENT

SUR LA

POLICE GÉNÉRALE

DES

CIMETIÈRES

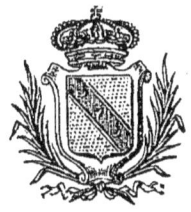

LUNÉVILLE

IMPRIMERIE NOUVELLE, 6, RUE DE LORRAINE

—

1890

RÈGLEMENT

SUR

LA POLICE GÉNÉRALE

DES

CIMETIÈRES

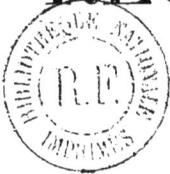

ARRÊTÉ

Nous, Maire de la Ville de Lunéville,

Vu les lois des 16-24 août 1790, 19-22 juillet 1792 ;

Vu les décrets des 23 prairial an XII, 4 thermidor an XIII et 18 mai 1806 ;

Vu l'ordonnance du 6 décembre 1843 ;

Vu la loi du 5 avril 1844, notamment les articles 91, 92, 93, 94 et 97 ;

Vu les délibérations du Conseil municipal de cette ville, en date des 12 mai 1841 et 31 mai 1844 ;

Vu l'ordonnance approbative en date du 1er juillet 1845 ;

Vu la nouvelle délibération du Conseil municipal, en date du 25 avril 1855 ;

Considérant que dans l'intérêt de la morale et de la salubrité publiques, l'Autorité municipale doit faire exécuter les lois et règlements relatifs aux inhumations et empêcher qu'il ne se commette dans les lieux de sépulture aucun désordre ou qu'on ne s'y permette aucun acte contraire au respect qui est dû à la mémoire des morts ;

Considérant qu'il y a lieu de mettre en harmonie avec les exigences actuelles et les diverses délibérations ayant trait aux inhumations, l'arrêté municipal sur la police des Cimetières de la Ville de Lunéville, en date du 1ᵉʳ juillet 1849, tombé en désuétude ;

ARRÊTONS :

Sont déterminées comme suit, pour recevoir leur exécution, les dispositions du nouveau règlement sur la police des Cimetières de cette ville, délibérées par le Conseil municipal dans ses séances des 29 octobre 1889 et 4 mars 1890 et approuvées par M. le Préfet de Meurthe-et-Moselle le 18 avril suivant.

RÈGLEMENT

SUR LA POLICE GÉNÉRALE DES CIMETIÈRES

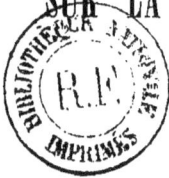

TITRE Ier.

Police générale des Cimetières.

ARTICLE 1er.

La police générale des Cimetières de la Ville de Lunéville est exercée sous l'autorité de l'Administration municipale, par M. le Commissaire de police, par les agents placés sous ses ordres, par le garde du Cimetière et par les autres agents désignés au présent règlement, dans les limites des attributions qu'il leur confie.

ARTICLE 2.

Tout fait constituant un délit ou une contravention, toute infraction aux prescriptions du présent règlement seront constatés par les agents investis du pouvoir de dresser des procès-verbaux. Les préposés à qui ce pouvoir n'appartient pas devront immédiatement signaler ces faits et infractions au garde du Cimetière.

ARTICLE 3.

L'entrée du Cimetière est ouverte au public tous les jours : du 15 avril au 15 août, de cinq heures du matin à huit heures du soir ; du 15 août au 15 octobre, de sept heures du matin à six heures du soir ; du 16 octobre au 15 février, de huit heures du matin à quatre heures du soir ; du 16 février au 14 avril, de sept heures du matin à six heures du soir. Les personnes, pour y entrer, devront traverser l'habitation du concierge, dont la porte sera ouverte aux heures d'ouverture ci-dessus.

ARTICLE 4.

Avant la fermeture, le concierge sonnera la cloche pour avertir les personnes qui se trouveraient dans le Cimetière qu'elles doivent se retirer. Une demi-heure plus tard, le garde fera une inspection générale, afin de s'assurer que personne n'est resté dans le Cimetière.

ARTICLE 5.

Toute personne surprise dans le Cimetière, après sa fermeture, en sera immédiatement expulsée, après que le concierge aura pris son nom. Si elle est inconnue ou s'il y a quelque soupçon qu'elle se soit introduite à l'aide d'escalade ou par tout autre moyen illicite, elle sera conduite devant le Commissaire de police.

ARTICLE 6.

Il est défendu de se présenter dans les Cimetières en état d'ivresse, d'y tenir une conduite contraire à la décence et au respect dû aux morts, d'y tenir ou d'y former des réunions ou assemblées publiques ou profanes, d'y faire paître des bestiaux, des volailles, d'y laisser divaguer des chiens et de s'écarter des chemins ou sentiers, si ce n'est pour visiter les tombes de parents ou d'amis, d'y jeter des pierres, d'y jouer à aucun jeu, d'y laisser entrer des enfants sans être accompagnés de leurs parents ou d'une personne capable de les surveiller et de les guider ; de grimper sur les arbres pour dénicher les oiseaux, ou autrement, en un mot, de toucher à quoi que ce soit ; de gêner la circulation en déposant des bancs, d'y pénétrer avec des calèches, voitures et tombereaux, sans une permission écrite de la Municipalité.

ARTICLE 7.

Il est également défendu de monter sur le mur des enceintes, d'escalader les monuments, les grilles et les barrières qui les entourent, d'écrire sur les tombes ou de les salir, d'arracher ou de mutiler les fleurs, arbustes et arbres qui les décorent, et, en général, de commettre aucun fait ou acte portant atteinte au respect dû aux morts et à la douleur des familles. Il est défendu de planter des arbres ou arbustes excèdant deux mètres de hauteur ; ceux-ci seront élagués ou supprimés lorsque l'Administration municipale le jugera nécessaire ; en outre, les arbres, arbustes ou plantes, etc., ne devront pas empiéter sur les chemins, sentiers, c'est-à-dire ne pas dépasser les limites du terrain concédé ou de la tombe ; ceux existant devront disparaître dans le délai d'un mois.

Les détritus provenant du nettoyage des tombes seront portés dans l'endroit désigné par le garde et le concierge.

Le garde du Cimetière devra signaler à temps à M. le Directeur des travaux municipaux les tombes abandonnées, afin qu'il puisse faire procéder à leur nettoiement dans la forme désignée.

ARTICLE 8.

Les entrepreneurs et ouvriers employés dans les

Cimetières à toute espèce de travaux, même communaux, ne peuvent y affecter aucun dépôt de pierres, chaux, sable ou matériaux quelconques. Ils devront les préparer au dehors et ne les introduire qu'en état d'être posés dans la journée.

Les sculptures peuvent seules être exécutées sur place.

Article 9.

Les entrepreneurs et ouvriers seront responsables de tous dommages et dégradations que leurs travaux pourraient occasionner. Ils devront immédiatement les réparer, remettre en état les chemins et sentiers, et enlever tous matériaux, décombres et débris qui resteront après l'exécution des travaux.

Article 10.

Il est expressément défendu de poser des affiches dans l'intérieur des Cimetières et aux abords, d'y distribuer des cartes, adresses, prospectus ou autres avis, de les annoncer à haute voix et d'y faire un appel quelconque à la clientèle des familles. Tout préposé qui contreviendrait à cet article sera révoqué sur le champ. Le Maire pourra permettre l'affichage à l'extérieur des portes d'entrée, des entreprises et fournitures des monuments et ornements funèbres.

Des inhumations et exhumations.

Article 11.

Aucune inhumation ne peut avoir lieu sans une autorisation écrite de l'Administration municipale. Les fosses seront ouvertes suivant des lignes indiquées par des points de repère aux murs ; elles seront creusées de suite en suite, sans laisser de vides, excepté dans le cas où l'on arriverait à une place concédée pour un temps qui ne serait pas encore expiré.

Il ne sera jamais ouvert plus de deux tombes d'avance par prévision d'inhumation.

ARTICLE 12.

Chaque inhumation aura lieu dans une fosse séparée ayant deux mètres de longueur, sur un mètre de largeur et deux mètres de profondeur ; les tombes, pierres, grilles ou fermetures quelconques, placées sur les fosses ne pourront avoir plus de deux mètres de longueur sur quatre-vingts centimètres de largeur.

Les fosses destinées à recevoir des personnes de huit à seize ans auront un mètre quatre-vingts centimètres de profondeur et celles destinées à recevoir des personnes de huit ans et au-dessous auront un mètre cinquante centimètres de profondeur.

Aussitôt après l'inhumation d'un corps, la fosse doit être remplie de terre bien foulée.

ARTICLE 13.

Le renouvellement des fosses ne pourra avoir lieu qu'après un laps de dix années révolues. Les restes des personnes précédemment exhumées qui ont été mis à jour, devront être soigneusement recueillis et placés dans l'ossuaire sans aucun retard. Ceux des personnes nouvellement exhumées qui seront réclamés par les familles pour être déposés dans l'ossuaire devront être renfermés dans une boîte solide en chêne, d'au moins cinquante centimètres de longueur, trente-cinq centimètres en largeur et en profondeur, sur laquelle sera marqué au fer rouge le nom ou les initiales de la famille. Le fossoyeur devra faire disparaître immédiatement après le creusement des fosses tous lambeaux d'étoffe, ossements, planches, etc., trouvés dans la dite fouille, à l'exception des bijoux qu'il devra déposer au Commissariat de Police, avec indication de la dernière personne inhumée en ce lieu.

ARTICLE 14.

Aucune exhumation ne pourra être pratiquée sans une autorisation expresse de l'Administration municipale, si ce n'est par ordre de l'autorité judiciaire.

Dans le premier cas, l'exhumation ne pourra avoir lieu qu'en présence du Commissaire de Police ou de son délégué, qui la constatera par procès-verbal. en présence du garde du Cimetière et avec l'aide du fossoyeur et de ses employés.

ARTICLE 15.

Le Commissaire de police ou son délégué prescrira et fera exécuter toutes les mesures nécessaires pour assurer la sécurité des personnes, préserver la santé publique et la santé des assistants.

Le public ne sera pas admis à assister à l'exhumation.

ARTICLE 16.

Si le corps exhumé doit être déposé dans une partie du Cimetière de Lunéville, la fosse destinée à le recevoir sera préalablement ouverte ; si le corps doit être transporté dans une autre commune ou dans une propriété particulière, le Commissaire de police ne fera commencer l'exhumation qu'après s'être assuré que toutes les dispositions sont prises pour l'enlèvement et la réinhumation immédiate.

S'il doit y avoir réinhumation dans la même fosse, elle devra être effectuée sans retard.

Il est expressément recommandé à M. le Commissaire de police de veiller à ce que les corps exhumés ne restent exposés hors des fosses que pendant le temps strictement indispensable. Nulle inhumation n'aura lieu dans une propriété particulière sans la permission de la Municipalité.

ARTICLE 17.

En càs d'exhumation par autorité de justice, le garde du Cimetière et les autres employés qui seront requis et commandés devront se mettre immédiatement à la disposition des magistrats et obéir à leurs prescriptions, en se conformant néanmoins au présent règlement, en tout ce que ces prescriptions pourront le permettre.

ARTICLE 18.

Aucume inhumation ou exhumation n'aura lieu, dans les caveaux dûment autorisés ou dans les propriétés particulières, sans la présence de M. le Commissaire de police ou de son délégué.

Si le corps doit être transporté dans une autre commune ou à l'étranger, M. le Commissaire de police assistera à la mise en bière et fera exécuter en pareil cas les instructions et les lois en vigueur.

ARTICLE 19.

Aucune exhumation de corps de personne décédée depuis moins de dix ans, quel que soit le lieu de réinhumation, ne pourra être effectuée qu'en présence de M. le Commissaire de police. Lorsqu'il y aura plus de dix ans, la présence de ce fonctionnaire ne sera pas obligatoire, excepté dans un cas de transport au dehors.

Nul corps venant d'une autre commune ou de l'étranger ne sera inhumé dans le Cimetière ou dans les propriétés particulières, sans que les formalités légales n'aient été remplies par M. le Commissaire de police.

Comme précédemment et suivant les décisions de l'Administration supérieure, pour les premières de ces opérations dont tous les frais sont à la charge des familles, une vacation de dix francs, et pour les secondes une vacation de cinq francs sera allouée à M. le Commissaire de police ; la durée de la vacation sera de deux heures.

TITRE II.

Concessions.

ARTICLE 20.

Des concessions de terrains pour sépultures seront faites dans le Cimetière de Lunéville aux prix et conditions déterminés ci-après.

ARTICLE 21.

Les concessions dont parle l'article ci-dessus sont de trois espèces :

1° Les concessions temporaires, non renouvelables, dont le prix est fixé à trente francs.

2° Les concessions trentenaires, toujours renouvelables, dont le prix est fixé à cent vingt francs,

3º Les concessions perpétuelles, dont le prix est fixé à trois cents francs.

Concessions temporaires.

ARTICLE 22.

Les concessions temporaires peuvent avoir lieu dans toute l'étendue du Cimetière, à l'exception de l'emplacement destiné aux deux autres sortes de concessions et à la condition que la place sera disponible.

Concessions trentenaires et perpétuelles.

ARTICLE 23

Les concessions trentenaires et les concessions perpétuelles n'auront pas lieu le long du mur de la partie nord, celle-ci devant rester libre dans le cas d'agrandissement du Cimetière.

ARTICLE 24.

Les concessions dont il est parlé aux articles précédents comprendront une étendue de terrain de deux mètres de longueur sur un mètre de largeur, en ce, non compris le terrain nécessaire aux séparations et passages qui sera fourni gratuitement par la commune; ce qui présente une surface de deux mètres carrés pour chacune d'elles. Les fosses placées le long des murs devront être faites à un mètre de distance et les monuments pourront être placés à cinquante centimètres, afin que l'on puisse facilement pourvoir à l'entretien de ces murs.

ARTICLE 25.

Les lignes de sépultures dans les carrés régneront

sur un seul rang et alterneront avec des allées trans-
versales de deux mètres de largueur.

Cette nouvelle disposition ne sera appliquée qu'au
delà des inhumations existantes déjà dans la partie du
Cimetière récemment agrandie.

ARTICLE 26.

Les concessions trentenaires pourront être indéfini-
ment renouvelées, moyennant une somme de quatre-
vingt-dix francs par chaque renouvellement et la durée
de la nouvelle période datera du jour du renouvellement.

ARTICLE 27.

Les concessions trentenaires et perpétuelles don-
neront le droit de renouveler les inhumations dans le
même emplacement, pourvu toutefois qu'il y ait dix
années d'écoulées depuis la dernière inhumation et
qu'il reste au moins dix années à courir avant l'expiration de la concession du renouvellement.

ARTICLE 28.

Les concessions de terrain dans les Cimetières ne
pouvant être obtenues dans un but commercial ne
seront transmissibles que par voie de succession.

La cession faite en tout ou en partie à des personnes
étrangères à la famille sera déclarée nulle.

ARTICLE 29.

Aucune concession ne pourra être accordée sur
l'emplacement où des inhumations auront été faites
depuis moins de dix années, si ce n'est dans le cas où

elle serait demandée par la famille de la personne
inhumée et dans un but d'hommage à sa mémoire.

ARTICLE 30.

Pendant la durée des concessions trentenaires, les
familles ont la libre disposition du terrain concédé et
peuvent l'affecter à plusieurs inhumations successives,
à condition toutefois d'observer le délai fixé pour le
renouvellement des fosses.

ARTICLE 31.

Dans les concessions perpétuelles, le nombre pourra
être égal à celui qui serait résulté du renouvellement
régulier des fosses.

Ces règles ne sont pas applicables aux concessions
pourvues de caveaux funéraires. Les inhumations pourront être portées jusqu'au nombre que le caveau pourra
contenir, à la condition que pour chaque inhumation
excédant celles que les familles peuvent faire aux
termes du règlement, il aura été versé une somme de
cent vingt francs.

ARTICLE 32.

Les croix, tombes, grilles ou autres objets placés
dans les murs seront supprimés à mesure qu'il y aura
lieu de les réparer.

ARTICLE 33.

Aucun travail souterrain ou superficiel, soit caveau
ou autre, ne pourra être pratiqué sans l'autorisation
de l'Administration municipale qui devra exiger un
plan des travaux à faire et s'assurer que la salubrité,
l'alignement et la circulation n'auront pas à souffrir de
ces constructions.

Dans tous les cas, une demande devra être adressée par écrit au Maire.

ARTICLE 34.

Les concessions de toutes natures seront faites par actes administratifs, à moins que, pour les actes de concessions perpétuelles, les concessionnaires ne réclament formellement l'intervention d'un notaire pour la réception de ces actes.

Les frais de ceux-ci seront à la charge des concessionnaires.

ARTICLE 35.

Les deux tiers du prix des concessions appartiennent à la commune, l'autre tiers est partagé par portions égales entre le Bureau de bienfaisance et les Hospices civils.

TITRE III.

Des Signes funéraires et Monuments.

ARTICLE 36.

Les familles peuvent établir à leurs frais des signes funéraires, pierres tumulaires, monuments funèbres, ornements ou décorations destinées à honorer les morts, tant sur les emplacements qui leur sont concédés que sur les fosses sujettes à renouvellement, sans que les signes et monuments puissent, sur le sol ou l'aplomb de leurs saillies, dépasser les limites des surfaces concédées.

Article 37.

Les monuments devront offrir toutes conditions de solidité et de stabilité.

La teneur des épitaphes et inscriptions lorsqu'elles contiendront autre chose que les nom, prénoms, âge, titres et autres désignations personnelles à l'inhumé, avec l'inscription : « Repose en paix, Requiescat in pace », seront préalablement soumis à l'approbation de M. le Maire.

Article 38.

Un mois avant le renouvellement des fosses dans une ligne, il sera donné avis aux familles d'enlever les signes funéraires, pierres tumulaires, monuments et autres décorations sur les emplacements non concédés.

Ceux de ces objets qui ne seraient réclamés ou dont l'enlèvement n'aurait pas eu lieu ainsi qu'il est prescrit, seront à la diligence du Maire, enlevés d'office et mis en dépôt dans un emplacement municipal. Ces objets mis en dépôt y resteront pendant deux ans; ils seront rendus aux personnes qui les réclameront; passé le délai de deux ans, il ne sera plus reçu aucune réclamation à cet égard et la commune en disposera pour l'entretien et l'amélioration du Cimetière.

Article 39.

Les employés du Cimetière, quels qu'ils soient, ne pourront disposer d'aucune croix, grille ou de tous autres objets placés ainsi en dépôt par les familles ou la ville, seules propriétaires de ces dépôts dans les conditions indiquées ci-dessus.

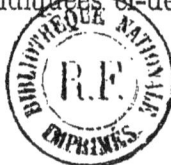

TITRE IV.

Du service du Cimetière.

ARTICLE 40.

Le Directeur des travaux de la ville est chargé de la détermination des lignes des inhumations et de la délimitation des concessions ; la vérification et l'approbation des épitaphes et inscriptions appartient au Maire.

ARTICLE 41.

Le Directeur doit tenir constamment au courant un plan général du Cimetière, indicatif des chemins, allées et sentiers, de la distribution et du numéro des lignes ainsi que des bornes qui les délimitent, de l'emplacement et de l'étendue des diverses concessions.

Il veille d'ailleurs au maintien en bon état des murs, clôtures, chemins et autres dépendances du Cimetière.

ARTICLE 42.

Il tient un registre d'ordre indiquant la série des lignes, les dates auxquelles les inhumations y ont commencé et en ont complété l'étendue ; les concessions, leur date, leur durée et l'époque de leur expiration.

ARTICLE 43.

Tous les mois il se fait rendre compte par le garde du Cimetière du nombre des inhumations effectuées dans le mois, du nombre des fosses qui restent à creuser dans la ligne alors ouverte et donne les ordres nécessaires pour l'ouverture de la ligne la plus ancienne, après épuisement de celle qui est en exercice.

Tous les mois aussi, il transmet, au cabinet du Maire, l'état des concessions dont la durée est près d'expirer.

ARTICLE 44.

Il doit faire tous les trois mois une visite générale du Cimetière et peut l'inspecter chaque fois qu'il le juge à propos.

Garde du Cimetière.

ARTICLE 45.

La surveillance du Cimetière et de son voisinage est confiée à un préposé spécial nommé par le Maire et désigné sous le nom de garde du Cimetière. Sa nomination sera soumise à l'approbation préfectorale, et il sera assermenté comme garde-champêtre.

ARTICLE 46.

Il est chargé de signaler les délits, contraventions et les infractions au présent réglement, d'y assurer le maintien du bon ordre, de veiller à l'exacte observation des règles prescrites en ce qui concerne la division des lignes, l'ordre des inhumations et les dimensions des fosses, d'assister à la délimitation des concessions, à la pose des monuments, aux inhumations et exhumations et de surveiller les fossoyeurs dans l'accomplissement de leurs obligations respectives et de faire exécuter les clauses du cahier des charges de l'entreprise des pompes funèbres en ce qui concerne tout ce qui se passe au Cimetière.

ARTICLE 47.

Le garde devra attendre chaque convoi funèbre à l'entrée du Cimetière pour le diriger vers la fosse destinée au corps du défunt.

ARTICLE 48.

En tout temps il veillera à ce que le concierge tienne en bon état de circulation les accès et les allées du Cimetière et à ce qu'il les débarrasse des neiges en temps d'hiver.

Il veillera de même à ce que les fossoyeurs, en creusant une fosse, en rejettent les terres de manière à ne pas en gêner l'accès, et, qu'en hiver, ils établissent un passage suffisamment débarrassé de neige entre la fosse et l'allée la plus voisine.

Il veillera à ce que les planches des cercueils, les bouquets fanés et autres ne traînent pas dans le Cimetière, qui devra en être débarrassé immédiatement.

Il aura l'uniforme des gardes-champêtres.

Concierge.

ARTICLE 49.

Le concierge du Cimetière est nommé par le Maire ; il portera constamment, dans ce lieu, un képi comme signe distinctif de son emploi.

ARTICLE 50.

La maison construite dans le Cimetière, sera habitée par le concierge, qui aura aussi le titre de fossoyeur en

chef et sera seul chargé de creuser ou faire creuser les
fosses pour les sépultures, et sous sa responsabilité.

ARTICLE 51.

Le fossoyeur recevra pour l'ouverture et le remblai
des fosses, savoir :

Fosse de première grandeur. . . 4 fr. » »
Fosse de deuxième grandeur. . . 3 » »
Fosse de troisième grandeur. . . 2 » »

Il devra pourvoir gratuitement au creusage de la
fosse et à l'inhumation de toute personne décédée
dans un état d'indigence constaté par un certificat de
la Mairie.

Seront également gratuits, le cas échéant, l'enlèvement et l'inhumation de tout corps à inhumer par
ordre de la justice ou de l'administration municipale.

ARTICLE 52.

Le fossoyeur recevra pour chaque exhumation,
savoir :

1° Pour une personne inhumée depuis moins
de 5 ans............... 25 fr. » »
2° Pour une personne inhumée
depuis 5 à 8 ans......... 15 » »
3° Pour une personne inhumée
depuis 8 ans et au-delà... 5 » »

ARTICLE 53.

Le fossoyeur est chargé :
De l'ouverture et de la fermeture de la grande
porte du Cimetière, avant l'arrivée et après le départ
de chaque convoi funèbre ;

D'entretenir constamment en bon état les chemins, allées et sentiers du Cimetière, d'y combler les ornières, d'en arracher les gazons, de curer les rigoles d'écoulement et de les débarrasser des neiges en hiver, de s'assurer, tous les jours, s'il n'est survenu aucune dégradation aux murs, clôtures et portes du Cimetière, aux monuments, pierres tumulaires et ornements des tombes, etc. Il demeurera responsable de toutes les dégradations qui pourraient être commises tant par sa faute que par celle des ouvriers à son service;

De tenir constamment propres et en bon état les accès extérieurs des portes du Cimetière;

De mettre obstacle, autant que possible, mais sans emploi de la force, à tous les faits contraires aux prescriptions du présent règlement, de les constater et de les signaler au garde du Cimetière ;

De tenir prêts à toute réquisition les cordes, engins et autres appareils destinés à la descente des cercueils dans la fosse.

Il devra interdire l'entrée du Cimetière aux enfants qui ne seront pas accompagnés de leurs parents ou autres grandes personnes.

ARTICLE 54.

Le concierge en tant que fossoyeur se conformera à toutes les prescriptions du présent règlement ayant trait à son emploi.

Il devra se tenir avec ses aides près des fosses à l'arrivée des corps qui doivent y être inhumés, pourvus des engins, cordes et autres appareils nécessaires pour effectuer la descente des cercueils dans les fosses.

Le cercueil étant descendu dans la fosse, les fossoyeurs la combleront sans interruption, en foulant et en tassant autant que possible.

En cas d'exhumation, il y procédera à l'heure qui

lui aura été indiquée, en se conformant à toutes les précautions qui lui auront été prescrites. Il s'attachera principalement à ne pas briser le cercueil, s'il existe encore, à retirer aussi intacts que possible, les corps, les ornements ou les débris retrouvés dans la fosse, et à respecter ceux qui sont déposés dans les fosses voisines.

Si le corps doit être transporté au dehors, il le déposera dans le cercueil, le livrera aux personnes autorisées à l'enlever et recomblera immédiatement la fosse.

Si le corps doit être déposé dans une autre fosse du Cimetière de Lunéville, il l'y transportera, l'y descendra, et fera immédiatement le comblement des deux fosses. S'il y a lieu à réinhumation dans la même fosse, elle sera opérée et la fosse comblée, dès que le corps aura été mis à la disposition des fossoyeurs.

ARTICLE 55.

Le concierge fossoyeur ne pourra ouvrir de fosse dans un terrain concédé sans une autorisation écrite de l'Administration municipale.

ARTICLE 56.

Les familles pourront charger le concierge fossoyeur, ou tout autre, moyennant un abonnement, d'entretenir en bon état les tombes, ornements et autres décorations destinés à honorer la mémoire des morts.

ARTICLE 57.

Les dispositions du présent arrêté seront mises à exécution dans le Cimetière israélite en ce qu'elles lui auront d'applicable.

ARTICLE 58.

Le concierge qui pourra être choisi par la communauté israélite pour la garde de son Cimetière ne devra pas être installé sans avoir été agréé par l'autorité municipale.

ARTICLE 59.

Sont abrogés les règlements et arrêtés antérieurs.

ARTICLE 60.

Le Commissaire de Police sera spécialement chargé de l'exécution du présent arrêté.

Fait en l'Hôtel de Ville de Lunéville, le premier mai mil huit cent quatre-vingt-dix.

Le Maire de Lunéville,

RIBIERRE.

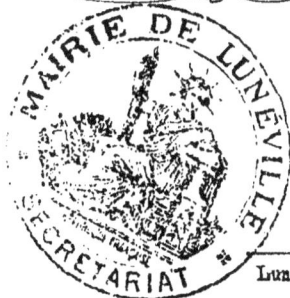

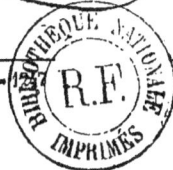

Lunéville, Impr. Nouv. —